Gasté

RÉSUMÉ HISTORIQUE

DES PRINCIPALES DÉCOUVERTES SUR LA STRUCTURE ET LES FONCTIONS DES POUMONS,

PENDANT LES XVIIe ET XVIIIe SIÈCLES,

SUIVI D'OBSERVATIONS ET DE RÉFLEXIONS SUR QUELQUES UNES DE LEURS MALADIES;

PAR L.-F. GASTÉ, D. M. P.,
Médecin de l'Hôpital-Militaire et des Douanes à Calais.

(Extrait des *Annales de la médecine physiologique*, mars 1831.)

Les nombreuses et importantes découvertes des dix-septième et dix-huitième siècles en anatomie, en physiologie, en botanique, en chimie, et généralement dans toutes les sciences naturelles, enfantaient de nouvelles doctrines médicales, se succédant l'une à l'autre, faute de bases solides. L'esprit d'observation faisait cependant des progrès. Il jetait une vive lumière sur le siége et la nature des maladies. L'examen des faits, leur interprétation différente, des investigations répetées, de vives discussions faisaient sentir la nécessité d'élever la médecine au rang des sciences positives, et la possibilité d'y parvenir en lui donnant l'anatomie et la physiologie pour bases.

Cette belle idée que paraissent avoir pressentie quelques médecins célèbres au commencement du dix-neuvième siècle fut heureusement mise au jour, et développée en 1816. Une doctrine nouvelle, appuyée sur des principes faciles à apprécier, puisqu'ils sont déduits de l'expérience et du raisonnement, l'emporta sur les théories hypothétiques qui l'avaient précédée. Ce ne fut pas sans opposition. Tout ce qui contrarie l'opinion reçue et les idées dominantes en éprouve, même quand il s'agit des faits les plus positifs. L'admirable découverte de la circulation, et tant d'autres en fournissent des preuves.

Cette doctrine trouva aussi des antagonistes parmi ceux qui l'ayant adoptée, lui reprochèrent des revers dont elle n'est point responsable, ou l'accusèrent de n'être pas d'une étude aussi facile, d'une application aussi simple qu'ils se l'étaient imaginé. Puisqu'ils la repoussent parce qu'elle ne les satisfait pas en tous points, et n'explique pas tous les faits, qu'ils en présentent donc une autre qui les éclaire davantage, et jette autant de clarté sur la théorie et la pratique de l'art de guérir. Au reste, toutes ces objections, pour la plupart futiles et sans fondement, ne doivent pas surprendre. Il en fût toujours ainsi. L'impartiale histoire est là pour apprendre ce que des obstacles de toute espèce n'ont point empêché, l'adoption plus ou moins prompte des découvertes utiles. La lutte qu'elles suscitent tourne inévitablement à leur avantage. On finit même par s'étonner qu'elles n'aient pas été révélées plus tôt. Les découvertes sur la structure et les fonctions des poumons, pendant les deux derniers siècles, en fournissent des preuves relativement à l'anatomie et à la physiologie. L'étude de la cause déterminante, et des différences des maladies de ces organes, en fournt aussi à l'égard de la pathologie éclairée par la médecine physiogique.

Les recherches répétées sur la circulation, pendant le dix-septième siècle, et la méthode expérimentale plus généralement adoptée donnaient une impulsion nouvelle à l'anatomie, et faisaient mieux connaître la structure et les usages des poumons, qui avaient cessé dès 1624 d'être considérés comme conducteurs de l'air dans le cœur par l'intermédiaire des veines, lorsque J. Fabert, médecin italien, éclairé par ses propres expériences, réfuta ce préjugé. Harvey en démoutra toute la fausseté. Alors A. Spigel, J. Vesling, J.-B. Van Helmont, Th. Bartholin dirigent leurs recherches avec des succès variés sur les muscles intercostaux et autres agissant dans la respiration, et sur la structure parenchymateuse ou poreuse des poumons.

En 1654, des médecins anglais examinent les premiers les parties constitutives de l'air découvertes par Van Helmont, et leur action dans la respiration. R. Bathurst, N. Henshaw reconnaissent que l'oxigène est le principe de la vie, le principe indispensable pour l'accomplissement de la respiration et l'entretien de l'existence. R. Bayle et R. Hook font des expériences qui paraissent avoir des résultats opposés, puisque le premier trouve que l'air atmosphérique est sans influence sur l'action du cœur, tandis que le second observe tout le contraire. Mais G. Charleton profite de ces découvertes, et constate que le sang des veines pulmonaires s'est emparé de la portion de l'air qui sert à la combustion.

En 1661, Malpighi publie ses découvertes sur l'organisation des poumons; démontre la structure et la disposition de leurs vésicules, dans lesquelles le sang et l'air se combinent l'un à l'autre. J. Swammerdam et quelques autres anatomo-physiologistes détournent ensuite l'attention des bons observateurs par la publication d'une théorie nouvelle de la respiration fondée sur des subtilités et des argumens spécieux, théorie connue sous le nom de cercle cartésien, et qui avait été exposée primitivement par Descartes. J.-B. de Laeuzwerde, médecin de Cologne, publie contre cette doctrine un écrit polémique dans lequel il démontre par des faits et le raisonnement la nullité du cercle cartésien.

En 1668, J. Mayow, membre de la société de Londres, publie un traité dans lequel il enseigne que l'oxigène n'est pas l'air lui-même, mais seulement une de ses parties constituantes; qu'il se mêle avec le sang dans les poumons; et qu'enfin les muscles intercostaux agissent et dans l'inspiration, et dans l'expiration. Lower adopte cette théorie, en attribuant la couleur vermeille du sang artériel au mélange de l'oxigène introduit pendant l'acte respiratoire. M. Thruston s'applique à concilier les théories de Malpighi et de Mayow. Celui-ci est attaqué derechef, mais vainement, par

G. Ent. Les découvertes importantes de l'anatomiste italien n'étaient point encore généralement répandues en 1671.

Toutefois, on était d'accord sur le passage de l'oxigène dans le sang. Th. Willis concilia cette idée avec son système chimique pour appuyer sa théorie de la fermentation vitale. Il enseigne que les fibres musculaires des ramifications de la trachée-artère se contractent pendant la respiration, et G. Bartholin développe cette proposition. J.-Alph. Borelli donne le premier une explication satisfaisante de la respiration, en enseignant que les côtes se contournent, que le sternum s'élève et s'abaisse dans l'acte respiratoire, que l'air n'est jamais chassé en totalité, même dans l'expiration la plus forte. G. Blac, professeur à Amsterdam s'éclaire de l'anatomie comparée, pour indiquer le rapport mutuel de la texture des poumons et de leurs vaisseaux. Bellini enseigne que le diaphragme est l'agent principal de la respiration. W. Scuguerd, par des expériences faussement interprétées, croit avoir confirmé l'opinion de Van Helmont qui prétendait que l'air inspiré s'échappe à travers les porosités des poumons, et s'accumule entre cet organe et la plèvre.

En 1690, D. Touvry publie une théorie hypothétique dans laquelle il modifie arbitrairement les idées de Malpighi sur les vésicules pulmonaires. A. Pitcarn nie la présence de l'air entre les poumons et la plèvre. R. Vieussens admet le mélange des particules de l'air avec le sang dans les poumons. F. Bayle, professeur à Toulouse, soutient l'opinion des anciens, que les muscles intercostaux internes abaissent les côtes, et agissent en sens inverse des externes. Chr. Strœm entreprend le premier de prouver la nécessité de l'expiration après l'inspiration ; mais il part d'un faux principe, celui de la congestion du sang dans les veines des muscles intercostaux et dans l'azygos.

En 1707, Méry tâche de confirmer par l'expérience de Hook, que l'air se mêle réellement au sang dans les poumons. M. Lister fait voir le premier que la surface des poumons laisse échapper une humeur perspiratoire, dont l'excrétion est fort importante pour l'exécution de la respiration. Huit ans après, P. de Musschenbrœk réfute des préjugés nombreux sur la fonction qui nous occupe, celui entre autres que l'air passe directement dans le sang, et s'insinue entre la plèvre et les poumons. La structure de ces organes, les changemens que le sang y éprouve, sont encore soumis à de savantes investigations par C.-A. Helvétius, qui croit avoir découvert que les vésicules pulmonaires sont la continuation de la tunique externe des poumons. Il croit aussi que les fibres aperçues sur les membranes des ramifications de la trachée-artère sont ligamenteuses et non musculaires, et il affirme à tort que l'effet du mélange de l'air avec le sang veineux, est de produire surtout l'épaississement du sang artériel. Mais le Vénitien P.-A. Michelotti, iatro-mathématicien célèbre, réfute cette assertion erronée, quoiqu'il s'appuie de préférence sur l'hydrostatique. Helvétius réplique que si on refuse d'admettre l'épaississement du sang au milieu des poumons, on doit au moins ne pas prétendre qu'il se dissolve ou s'atténue, car il deviendrait noir, comme le prouve une expérience de Winslovv, faite avec le sous-carbonate de potasse. L'illustre J.-B. Morgagni confirme, en 1719, plusieurs des expériences d'Hélvétius. D. Bernoulli réfute plusieurs propositions de Borelli, et le cercle cartésien de J. Swammerdam. Une discussion entre Haller et G.-E. Hamberger, d'Iéna, éclaire encore plusieurs points relatifs à la respiration, spécialement sur l'action des muscles intercostaux et du diaphragme, et sur celle de l'air dans les poumons.

Sénac prend aussi part aux recherches qui ont pour objet de déterminer l'action des muscles qui dilatent et resserrent la poitrine. Malheureusement les anatomo-physiologistes d'alors croient pouvoir conclure de leurs expériences que les mouvemens du thorax et ceux des poumons sont indépendans les uns des autres. C'est surtout l'avis de B. Hoadley. A. Favorin concilie l'opinion d'Helvétius avec une autre théorie de la respiration. J.-E. Bertier confirme le passage de l'air dans le sang avec plus de preuves et de précision qu'Helvétius, et surtout en démontrant que l'artère pulmonaire fournit moins d'air dans le vide que les veines pulmonaires, et par la différence du volume d'air observé dans l'inspiration et dans l'expiration.

Ces erreurs et beaucoup d'autres sont réfutées dans les leçons de physiologie de Boërhaave, et par les remarques de Haller. Celui-ci prouve qu'il n'y a point d'air entre la plèvre et le poumon. Ces deux grands hommes ont parfaitement compris l'action des muscles intercostaux. Hamberger entasse vainement des raisons subtiles et des comparaisons mécaniques pour répliquer à Haller. Cette polémique fait ressortir le savoir profond, l'admirable candeur, la solidité de raisonnement du célèbre naturaliste bernois; l'ignorance, l'ergotisme, la grossièreté même du professeur d'Iéna. Lieberkuhn achève de convaincre qu'il n'existe pas d'air entre la plèvre et les poumons. Hamberger et son obscur défenseur Kessel n'en persistent pas moins dans leurs erreurs et leur obstination. Enfin, en 1750, un disciple de Haller, S. Aurivillius, tâche d'expliquer l'inégalité de diamètre entre l'artère et les veines pulmonaires. Il réfute l'opinion d'Helvétius, tendant à faire croire que l'air rafraîchit ou épaissit le sang.

Ces recherches conduisaient à la découverte du système lymphatique entrevu depuis peu, et complètement ignoré des anciens. Des médecins du moyen âge avaient soupçonné ou aperçu quelques uns des canaux qui concourent à l'absorption. Ainsi, Fallope avait découvert les lymphatiques du foie, et Eustache le canal thoracique, mais sans en avoir apprécié les usages. On croyait encore que les veines du mésentère apportaient le chyle au cœur, lorsque G. Aselli, professeur à Pavie, découvrit par hasard les vaisseaux chylifères, le 23 juillet 1622, sur un chien qu'il ouvrit après avoir mangé. Il répéta ses expériences, toujours avec succès, en disséquant les animaux peu de temps après leur repas.

Tant et de si belles découvertes mirent en évidence les vaisseaux chylifères, les lymphatiques, leur tronc commun qui se porte dans le canal thoracique, et vient s'ouvrir dans la veine sous-clavière gauche. Elles jetèrent une lumière nouvelle sur le jeu et l'organisation des poumons.

A l'aide des connaissances positives que nous possédons aujourd'hui sur l'anatomie et la physiologie de ces organes, tâchons de prouver que leurs affections morbides sont mieux appréciées. Il y a des vérités si importantes, qu'elles intéressent toujours sous telle forme qu'on les reproduise; et, pour attaquer l'erreur, dissiper la prévention, il faut de la persévérance et reproduire souvent des preuves nouvelles. Commençons par deux observations suivies de nécroscopie. Les faits de cette espèce sont plus probans. Ils servent à appuyer des propositions ultérieures sur les maladies suivies d'une guérison plus ou moins prompte et complète.

1° *Observation d'une pleuro-pneumonie double.*

T***, âgé de vingt-deux ans, d'une taille moyenne, d'une constitution saine, avec des muscles fortement prononcés, fusilier au 7e de ligne, est conduit à l'hôpital, le 21 février 1832, cinquième jour d'une inflammation de poitrine contre laquelle je prescris diète absolue, eau de gomme, et julep pectoral *bis*. (Saignée de douze onces, ventouses scarifiées sur le côté gauche.) Au soir, la respiration est moins embarrassée, et le malade un peu mieux.

Le 22 au matin, je trouve l'aumônier auprès du malade à toute extrémité depuis le milieu de la nuit précédente. Son anxiété, son oppression, sa respiration courte et incomplète, la sueur qui couvre son visage, l'altération de ses traits, sa toux fréquente, ses crachats de sang pur, sans bulles d'air, son pouls très serré, enfoncé, précipité, le froid des membres, la suffocation qui le menace et qu'il exprime en disant que son cœur l'étouffe et va sortir par sa bouche, tout enfin décèle une mort prochaine si un moyen énergique ne la prévient ou ne la retarde pas. Le défaut de couenne inflammatoire sur le sang tiré la veille, l'appréhension du malade pour la saignée, les douleurs qu'il ressent en différens points de la poitrine rendant un son mat à la percussion, me décident à prescrire cinquante sangsues, que j'applique en partie moi-même sur les régions du thorax, qui me semblent les nécessiter davantage. Dès qu'elles sont posées, le malade est enveloppé d'un drap chauffé. Leurs piqûres donnent peu. L'auréole bleuâtre qui les environne, l'absence d'une réaction bien prononcée, la quantité médiocre de sang fourni par les piqûres ajoutent à ma défiance sur l'issue de la maladie. Cependant la vie se prolonge et se ranime, les douleurs et surtout l'oppression diminuent sensiblement. Le pouls se développe en force et plénitude, la toux diminue, les crachats sanguins sont un peu écumeux et parfois striés. T..., qui semblait ne devoir pas survivre au delà de quelques instans, passe une nuit moins orageuse que la précédente. Il gémit beaucoup et délire un peu.

Voici les renseignemens qu'il me donna le 22; ils me furent confirmés par le sergent de planton, par un caporal et quelques fusiliers de sa compagnie : « Le 17 février, au sortir d'un cabaret, je fus avec quelques camarades dans un lieu de prostitution où nous bûmes encore. Je rentrai à la caserne complètement ivre, après avoir été battu ou être tombé en route, car l'un de ces deux accidens m'est arrivé sans que je sache lequel. J'étais dans une chambre et sur mon lit d'où je vomissais, quand des camarades me frappèrent en me traînant à la porte comme un cochon. J'ignore combien de temps j'y restai; mais le lendemain 18, ne pouvant me tenir debout, je gardai le lit tout le jour et les trois suivans. »

Le 23, décubitus sur le dos, pouls très fréquent et raide, douleur vive derrière le téton droit. Le malade se plaint d'une faiblesse extraordinaire qu'il rapporte à la perte de son sang et à la privation de tout aliment. Sa langue est large, décolorée et humide, malgré l'intensité de sa soif. (Bouillon maigre, pomme cuite, eau gommée et julep pectoral *bis ;* vingt sangsues au côté douloureux.) Au soir l'oppression augmente encore ; le pouls est raide, vif, et très fréquent. Gémissemens continuels, insomnie et délire pendant la nuit.

Du 24 jusqu'au 25 après-midi, on observe encore les symptômes suivans. Décubitus sur le dos, respiration courte et suspirieuse, crachats rouillés rendus difficilement; peau chaude et couverte de sueur pour la moitié supérieure du torse, sèche et aride au dessous et surtout aux membres pelviens ; pouls raide et vif donnant plus de cent trente pulsations. Ensuite altération désespérante du facies, délire par intervalles rapprochés et envie de sortir du lit pour aller dans un bain préparé pour un autre malade ; respiration râlante qui s'embarrasse de plus en plus, expectoration difficile, puis tout-à-fait empêchée ; pouls précipité, vif, enfoncé, se retirant de plus en plus. Mort. Le 24, vingt sangsues furent encore appliquées sur la poitrine ; le 25 on prescrivit une potion stibiée à quatre grains dont le malade prit plus des deux tiers.

Nécroscopie faite en présence du chirurgien aide-major de l'hôpital et de MM. Haltner et Tavaux, chirurgien et pharmacien sous-aides. Cadavre d'un sujet vigoureux, bien nourri ; sortie d'écume par la bouche et le nez. A l'ouverture de la poitrine il s'écoule plusieurs onces de sérosité du côté droit, surtout où l'on trouve les plèvres costale et pulmonaire épaissies, vivement injectées et enduites de pus. Plus du tiers antérieur et supérieur du poumon correspondant est lourd, compact, charnu, et va au fond de l'eau. Des tranches que l'on en coupe, il découle une sanie sanguinolente légèrement écumeuse. En pressant ces portions on voit suinter le pus par gouttelettes. Du côté gauche, les plèvres sont également enflammées et l'on trouve une couche de pus concret jaunâtre entre les deux lobes de ce poumon, dont plus de la moitié est aussi complètement hépatisé. L'abdomen est distendu par des gaz intestinaux, dans le colon surtout. Tout le tude digestif est généralement décoloré en dehors comme en dedans, si ce n'est vers la fin de l'iléon, où l'on trouve les glandes de Peyer et de Brunner plus développées que d'ordinaire. La surface intérieure de cet intestin est légèrement rugueuse et rosée. L'estomac ridé et contracté contient une matière noirâtre comme du marc de café, et la vésicule du fiel un peu de bile poisseuse. Le foie a une couleur jaune grisâtre, analogue à celle du foie bouilli.

Cette maladie, si remarquable par l'évidence de la cause déterminante, par la violence et l'étendue de l'inflammation, par la lucidité de ses symptômes, par l'action des moyens curatifs, par les désordres qu'elle occasione, suggère une foule de réflexions.

Le 17 février, le sujet de cette observation, vigoureusement constitué, très bien portant, abuse à l'excès d'une santé dont il aurait pu jouir long-temps. A la suite de sa débauche, par une température au-dessous de zéro; il est exposé hors de la chambre à un refroidissement qui détermine l'inflammation de la plèvre et du parenchyme des deux poumons. Est-ce l'action du froid sur la peau qui a suscité cette phlegmasie, ou l'air froid introduit par la respiration? La première de ces conjectures est la plus rationnelle. Par elle on explique le refoulement du sang vers les viscères inférieurs et surtout dans les poumons, qui en reçoivent toujours beaucoup. Il est également probable, d'après le récit du malade et la présence du pus disséminé dans le poumon gauche, que l'inflammation a débuté de ce côté, vraisemblablement encore sur la plèvre, avant d'envahir le poumon. L'inflammation amène la gêne de la respiration. Celle-ci contribue au progrès de l'autre par un mécanisme très facile à concevoir pour qui possède les connaissances anatomiques et physiologiques nécessaires. Attaquée hardiment par des saignées générales et capillaires, les deuxième ou troisième jour de son invasion, cette phlegmasie eût été vaincue sans doute, puisqu'on avait affaire à un sujet vigoureux, sain, dans des conditions extrêmement favorables au succès d'un traitement antiphlogistique très actif et employé à temps.

Bien que l'inflammation envahisse des viscères profondément cachés, elle se décèle par des caractères frappans. Des yeux médiocrement exercés la reconnaissent aussitôt. Mais en prenant la médecine physiologique pour guide, vous distinguerez tous ses traits, vous apprécierez chacun de ses symptômes aussi exactement que s'il s'agissait d'expliquer l'origine, la formation, la marche et la terminaison d'un phlegmon extérieur accessible à l'investigation de tous vos sens. Vous connaissez toute l'importance de cet axiome : *Ubi stimulus, ibi fluxus humorum*, et vous pouvez en faire une bien juste application dans ce cas-ci, comme s'il s'agissait d'un phlegmon développé dans les tégumens du bras ou de la cuisse. L'afflux du sang dans le poumon le rend plus dense, moins perméable à l'air. De là cette gêne de la respiration et de la circulation. Pendant la vie, la percussion du thorax, la vue des crachats sanguins sans bulles d'air, etc., vous démontrent cette vérité confirmée surabondamment par l'examen pathologique des poumons dont le tissu est lourd, compact, hépatisé ; et s'il vous restait le moindre doute sur la signification incontestable de ces faits ou sur leur conséquence, vous avez encore la présence de l'écume à la bouche et aux narines du cadavre, comme dans les cas d'asphyxie par submersion, pour prouver que le défaut de pénétration d'une suffisante quantité d'air dans les poumons fait périr dans l'un et l'autre cas. La mort a donc eu lieu, parce que le sang a pénétré trop intimement les poumons, et empêché l'air d'y circuler dans une proportion compatible avec la continuation de la vie.

Si vous vous rappelez les symptômes observés

et les moyens curatifs employés pendant les premières trente-six heures de l'entrée à l'hôpital, vous reconnaîtrez que la saignée de bras, la ventouse scarifiée, et surtout les cinquante sangsues, ont produit une amélioration caractérisée plus particulièrement par l'expuition de crachats sanguins contenant des bulles d'air, par la diminution de l'anxiété et de l'oppression, par la disparition de cette altération profonde des traits du visage.

Mais, direz-vous, puisque les saignées produisaient des effets si évidemment salutaires, pourquoi le mieux n'a-t-il pas continué, pourquoi n'avoir pas multiplié les évacuations sanguines? c'est que l'inflammation avait occasioné un désordre irrémédiable, comme le prouve l'examen anatomique des plèvres; le pus se dissémine dans le tissu des poumons, et est incomplètement élaboré; c'est que les cinquante sangsues appliquées sur la poitrine, le 22, ont arrêté momentanément la vie prête à s'éteindre, sans avoir une action rétrograde. En d'autres termes, elles n'ont pu annihiler les produits de l'inflammation, ni réparer une désorganisation trop étendue. Si l'hépatisation eût été moins considérable, moins avancée, lors de l'entrée du malade à l'hôpital, les poumons auraient pu être dégorgés. Le produit matériel d'une inflammation si vaste, le pus, exsudé çà et là dans les poumons, n'a pas eu le temps de se rassembler en foyer, ni d'être déposé sur la muqueuse bronchique, pour être conduit au dehors.

Comme si rien ne devait manquer à la lucidité de cette observation, ni à son analogie avec celles publiées par les plus grands praticiens de l'antiquité, ce malade eut du délire; et vous savez comme Hippocrate en augure mal, dans les cas en question.

En nous résumant, concluons donc que cette phlegmasie est aussi évidente par son origine, par sa cause déterminante, par ses symptômes durant la vie, que par les altérations pathologiques trouvées après la mort; qu'elle a été reconnue de suite à l'hôpital, et traitée rationnellement; que, selon des probabilités bien grandes, si on eût empêché l'action du froid, ou combattu de prime abord ses funestes effets, en tenant le malade très chaudement pour exciter doucement une transpiration salutaire, une réaction vers la peau, et surtout en ayant recours moins tardivement au traitement antiphlogistique, on aurait prévenu la mort d'un homme si bien fait pour vivre long-temps.

2° *Observation d'une pleuro-pneumonie sus-diaphragmatique, avec emphysème œdémateux des poumons.*

B***, âgé de vingt-six ans, d'une très petite taille, mais bien conformé, fusilier au 11ᵉ de ligne, est envoyé à l'hôpital, le 24 février 1832. Ce militaire peut à peine respirer et se tenir debout. Il me raconte qu'il est malade depuis trois mois, et presque toujours retenu dans sa chambre ou à l'infirmerie. L'état du pouls, de la peau et de la langue n'offre point d'altération remarquable ; mais sa respiration est extrêmement courte et embarrassée. Il tousse fréquemment, et crache en abondance un mucus séreux et écumeux. La partie antérieure et supérieure du thorax résonne parfaitement. (Gomme ; julep pectoral *bis* ; saignée de dix onces et deux ventouses mouchetées.)

Du 26 au 29, respiration courte, précipitée, râlante, assoupissement avec gémissemens continuels, expectoration plus rare, très difficile de crachats muqueux et mousseux ; anxiété qui s'accroît de plus en plus ; altération notable du facies, qui prend une teinte plus prononcée, comme si la peau était injectée de sang veineux seulement. Insomnie, délire ; pouls irrégulier et intermittent. Deux nouvelles saignées de bras ; deux potions stibiées ; un vésicatoire sur la poitrine sont sans résultat avantageux, et B*** succombe le 1er mars au matin.

Nécroscopie. Vus extérieurement, les poumons présentent de fortes et anciennes adhérences. Ils sont très crépitans. Les portions qui reposent sur le diaphragme lui sont unies par de fausses membranes qui résultent de l'inflammation des deux feuillets des plèvres épaissies, enduites de pus et de sérosité gélatiniforme. La portion correspondante des deux poumons est fortement injectée, hépatisée. Par la pression, on fait sortir du pus ou de la sanie rouge et épaisse comme de la lie de vin. Cette altération occupe presque la totalité du troisième lobe du poumon droit, et plus d'un tiers du lobe inférieur du poumon gauche. Au-dessus le tissu pulmonaire est singulièrement crépitant, l'impression du doigt n'y reste pas, son tissu craque sous la lame du scalpel. Les tranches ainsi coupées et légèrement pressées laissent échapper avec bruit une multitude de petites bulles d'air et de gouttelettes de sérosité sanguinolente.

Le foie est remarquable seulement par son volume et son étendue jusqu'aux côtes asternales gauches. L'estomac est rétracté, rapetissé ; sa membrane muqueuse fortement ridée, et d'une couleur rosée avec quelques petites plaques injectées çà et là. Les intestins ne présentent rien de remarquable.

Hippocrate a dit avec raison que le délire est d'un très fâcheux augure dans les inflammations de poitrine. Il signale ce fait sans en donner l'explication. Si vous remarquez que le délire se manifeste aussi dans les gastro-entérites et gastro-encéphalites, pendant un temps bien plus long, et souvent sans être suivi de terminaison fâcheuse, vous reconnaîtrez à ce symptôme une valeur différente selon qu'il se manifeste dans l'un ou l'autre de ces cas. Cela vient-il de ce que le mode d'affection de l'encéphale est différent, ou bien de ce que des parties différentes sont affectées, l'intelligence n'ayant pas un siége unique? Le délire, symptôme de très fâcheux augure dans les phlegmasies aiguës des poumons, signifie tout autant dans leurs phlegmasies chroniques. Les malheureux, consumés par une accumulation séreuse ou autre entre les plèvres, par la fonte purulente d'une multitude de tubercules pulmonaires, par une vaste collection de pus dans le poumon, ou par une destruction quelconque de ce viscère sous telle forme que ce soit, et qui viennent à délirer, cesseront bientôt de vivre.

La maladie qui fait le sujet de cette observation diffère beaucoup de la précédente par sa marche, ses symptômes et ses altérations pathologiques. Dans ce cas-ci, il y a un emphysème ædémateux des poumons qui s'accroît par l'insuffisance des remèdes; puis il se développe, à la base de la poitrine des deux côtés, entre le diaphragme et la partie correspondante des poumons, une inflammation qui rend encore la respiration plus embarrassée, plus courte, la suffocation imminente, et que les saignées, l'application des ventouses ne font pas cesser. Les crachats sont écumeux, séreux, et seulement teints de sang par intervalles vers l'époque de la terminaison de la maladie. La percussion de la poitrine fait entendre un buit sonore, preuve de la présence de beaucoup d'air dans les poumons. Malheureusement cet air est extravasé dans le tissu des cellules bronchiques à travers lesquelles il ne peut circuler librement. L'analogie de ce cas-ci, dans lequel j'ai reconnu l'emphysème œdémateux pendant la vie, avec d'autres où la potion stibiée avait opéré de bons effets, m'a porté à la prescrire encore. J'attribue son insuccès à la complication inflammatoire fort étendue dont il a été fait mention précédemment. Voici un cas qui a quelque analogie avec celui-ci, et dans lequel le tartre stibié a produit des effets salutaires.

3° *Observation d'une gastro-bronchite avec emphysème œdémateux des poumons.*

D*** fusilier au 7me de ligne, est envoyé à l'hôpital, le 14 février, huitième jour d'une gastro-bronchite intense pour laquelle il est mis à une diète absolue et à l'usage des boissons gommées. Le 15, on lui fait une saignée de bras de dix onces; et le 16, on lui applique douze sangsues sur la trachée-artère.

Le malade éprouve toujours beaucoup de gêne de la respiration et d'oppression. Il tousse fréquemment et rend en abondance des crachats séreux et mousseux. Son sommeil est une espèce d'assoupissement pendant lequel il gémit presque continuellement. D'ailleurs il ne souffre point de la poitrine, qui résonne assez bien; sa langue est large, muqueuse et humide, sa peau sèche sans chaleur. On lui prescrit alors une potion stibiée de trois grains à prendre par cuillerée d'heure en heure. Trois cuillerées seules provoquent sept à huit selles. Le soulagement est comme subit et marqué dans la nuit suivante par un sommeil plus calme et plus long-temps prolongé. Le lendemain, deux autres cuillerées de la même potion provoquent encore plus de vingt évacuations, une amélioration notable, puis la disparition de la difficulté de respirer et de l'oppression.

Cependant le pouls reste fréquent et tendu, la peau sèche: les forces reviennent lentement, quoique le malade ait beaucoup d'appétit.

En mars, D*** fait usage de frictions sur la poitrine avec la pommade stibiée. Il en résulte une éruption pustulèuse fort étendue qui le soulage notablement. Bientôt il est couvert d'une éruption psoriforme qu'on abandonne à elle-même jusqu'à disparition de tout symptôme d'inflammation de poitrine; puis on l'attaque et on la fait disparaître avec des frictions soufrées. Enfin ce militaire sort de l'hôpital le 4 avril, en parfaite santé.

Chez le sujet de cette observation, l'inflammation de la membrane muqueuse gastro-pulmonaire est obscure. On n'aperçoit point ses symptômes les plus ordinaires. L'emphysème œdémateux des poumons est caractérisé par une toux légère et fréquente, une expectoration séreuse et abondante, surtout par l'oppression et la difficulté de respirer. Sans faire disparaître ces symptômes fâcheux, le traitement antiphlogistique favorise les bons effets d'un autre moyen thérapeutique auquel on eut recours en cherchant à produire une révulsion salutaire avec le tartre stibié. La dose ingérée fut si faible, ses effets furent si bien marqués, qu'il semblerait que l'estomac était très disposé à céder à la moindre sollicitation de cette espèce. La peau devient ensuite le siége d'une éruption générale non moins salutaire. Les derniers symptômes d'emphysème œdémateux et d'inflammation des poumons diminuent et disparaissent entièrement par le fait de l'existence de la phlegmasie cutanée.

La terminaison des inflammations par l'effet d'une révulsion est extrêmement fréquente. Il importe beaucoup de savoir quand et comment on les obtient plus facilement. L'observation suivante doit trouver place ici à cause de l'infiltration presque subite dont le tissu cellulaire des membres inférieurs et du torse devint le siége. Celui des poumons me paraît aussi susceptible d'en être affecté au début ou à des époques plus ou moins avancées des inflammations de ces organes.

4° *Observation d'une bronchite suivie de leucophlegmatie.*

B***, âgé de vingt-neuf ans, un peu sec et d'un tempérament nerveux, caporal au 7me de ligne, entre à l'hôpital, le 23 février, dixième jour d'une bronchite survenue à la suite d'un excès de boisson et de refroidissement.

Il tousse fréquemment et crache beaucoup, le matin surtout. *Prescription*. Soupe au lait et pruneaux; boissons béchiques, juleps pectoraux, pommade stibiée en frictions sur la poitrine.

Pendant les premiers jours de mars, le malade

va mieux; mais, le 5, il souffre davantage et tousse plus que de coutume. Deux ventouses scarifiées et cataplasmes chauds sur la poitrine, puis vésicatoire; boissons béchiques, potions pectorales et opiacées.

Depuis quelques jours, le malade avait une douleur et une difficulté croissante pour uriner. Le jet d'urine diminuait sans qu'on pût en expliquer la cause. Il fallait beaucoup de temps et de pénibles efforts pour expulser quelques gouttes de liquide.

Enfin le 12 mars au soir, je fus appelé près de B*** qui était dans de grandes angoisses, faute de pouvoir uriner. L'introduction d'une algalie donna issue à une grande quantité d'urine qui s'écoula par la sonde et entre celle-ci et le canal. Les yeux et l'extrémité vésicale de l'algalie retirée étaient enveloppés d'un mucus épais qui formait vraisemblablement l'obstacle à l'écoulement de l'urine. *Prescription.* Bains de siége; fomentations émollientes sur le ventre, réapplication de vingt deux sangsues sur le côté douloureux de la poitrine; boissons béchiques, décoction de guimauve lactée et édulcorée. La toux et l'expectoration diminuent sensiblement.

Le 26, au soir, le malade s'aperçoit que ses pieds sont beaucoup plus œdématisés que les deux ou trois jours précédens. L'infiltration gagne promptement les jambes, les cuisses et le torse. La toux et l'expectoration disparaissent entièrement. B*** est fort bien d'ailleurs. Il a beaucoup d'appétit et pas de soif. La décoction et la teinture de digitale en frictions sur les membres paraissent être sans effet; mais l'usage de la bière en produit de si prononcés que le malade urine jusqu'à deux pots la nuit et autant le jour.

Dans les premiers jours d'avril, la leucophlegmatie disparaît aussi promptement qu'elle s'était manifestée. La convalescenee fait des progrès non interrompus, la santé se consolide, et B*** sort de l'hôpital, le 17, parfaitement rétabli. Je le revis le 8 juin suivant, et il n'avait pas discontinué de jouir d'une bonne santé.

La disposition actuelle de l'organe sur lequel on porte une excitation, favorise souvent ses effets d'une manière plus marquée que la qualité de l'excitant. Ainsi la digitale donnée à l'intérieur ou appliquée en frictions, a souvent une action évidente, incontestable, sédative sur la circulation, et excitante pour la sécrétion de l'urine. Mais si l'estomac est enflammé, elle produit maintes fois, vous le savez, des résultats contraires, ou bien son usage est nul ou à peu près sans qu'on sache pourquoi. Chez le malade qui nous occupe, je fis administrer la digitale en frictions, crainte d'agression sur l'estomac d'un sujet nerveux, et je n'en retirai aucun effet marqué. Me rappelant combien de fois la bière a provoqué une évacuation copieuse d'urine chez ceux qui n'y sont point habitués ou n'en font plus usage depuis long-temps, j'en prescrivis pour boisson alimentaire et pour tisane. Vous avez dû remarquer combien les effets en furent prompts et salutaires. Si vous ne les attribuez pas à une disposition particulière de l'organisme qui, dans ce cas-ci, comme chez le malade de l'observation précédente, a si bien secondé les effets de l'excitation, il vous sera difficile d'en donner la raison.

On ne peut donc trop redire combien il importe d'examiner, d'interroger même l'organe sur lequel on applique une médication quelconque. Et comme le tube digestif est l'appareil sur lequel on en applique beaucoup, et qui exerce en même temps une influence considérable sur tout l'organisme, à ce double titre, on n'en saurait disconvenir, il mérite une sérieuse et continuelle attention dans le traitement des maladies.

Indépendamment de l'influence si manifeste de la disposition actuelle de l'organe sur l'effet de l'excitation produite par un agent thérapeutique, ajoutez encore celle de l'habitude non moins remarquable. Sans rappeler le fait de Mithridate, habitué, dit-on, à tous les poisons, ni celui des peuples orientaux, et d'une quantité de malades, à l'égard de l'opium, vous voyez l'usage presque journalier des purgatifs ne pas produire de funestes effets chez bien des personnes. C'est une pratique généralement reçue parmi les Anglais de se purger beaucoup. Il y en a ici qui ne passent pas une semaine sans prendre un ou plusieurs purgatifs, et beaucoup d'habitans les imitent. Les sels neutres, l'aloës, le séné, le calomel, etc., sont employés presque journellement pour la conservation de la santé et la guérison des maladies. Le dommage, le danger même de cette pratique viennent de l'abus et du défaut d'examen raisonné de l'état des organes sur lesquels on applique ces sortes de médications. Or la médecine physiologique, en appelant incessamment l'attention des praticiens sur l'état des viscères, enseigne à éviter de fâcheuses erreurs. Elle fait connaître le parti qu'on peut tirer de tous les agens thérapeutiques sans en exclure un seul, pourvu que la raison et l'expérience ne les réprouvent pas. L'observation ci-dessous vous offrira l'exemple d'une maladie de poitrine bien différente des précédentes, quoique produite encore par la même cause déterminante, l'irritation.

5° *Observation d'une hémoptysie.*

M***, âgé de trente-quatre ans, d'une taille ordinaire, lymphatique avec couleur jaunâtre habituelle de la peau, caporal au 7e de ligne, entre à l'hôpital le 4 mai, quatrième jour d'une hémoptysie occasionée par la fatigue et le refroidissement qu'il éprouve en se rendant de Boulogne à Calais. Il crache du sang pur et en abondance, tousse peu, et n'a pas de fièvre, mais beaucoup de soif. *Prescription.* Diète : limonade citrique gommée, saignée de seize onces. Les accidens persistent. Une nouvelle saignée ne procure quequelques onces de sang, le malade ayant eu une défaillance.

Le 12, l'expectoration sanguine persiste, elle devient même inquiétante par l'abondance du sang rendu à plusieurs reprises. Cependant les ventouses sèches et scarifiées, appliquées en grand nombre sur la poitrine et entre les épaules, produisent une amélioration notable, mais passagère. Du 13 au 14, deux fortes saignées de bras sont renouvelées, le malade étant toujours à une diète presque absolue, à l'usage de la limonade citrique gommée, des juleps pectoraux et des émulsions.

Le 14, au matin, affaissement considérable, soif inextinguible; pouls fréquent, profond et vibrant. Nouvelle application de deux ventouses mouchetées entre les épaules; cataplasmes sinapisés aux pieds, puis sinapismes aux cuisses. Dès l'après-midi de ce jour-là, l'expectoration sanguine diminue notablement. Le malade est beaucoup mieux. Son moral se relève très sensiblement; ses crachats sont muqueux, plus rares, et mêlés à une très petite quantité de sang, puis grisâtres, collans et muqueux.

Du 15 au 20, la soif diminue sensiblement, le sommeil devient plus long et réparateur, la toux plus rare sans expuition de sang. Le pouls est encore raide et fréquent; l'expectoration, très copieuse le 17, diminue beaucoup les deux jours suivans. Du 17 au 18, le malade se présente quatre fois à la garderobe. Dès le 20, ce flux passager disparaît. On accorde d'abord des alimens légers en très petite quantité. La dose en est promptement augmentée. La convalescence est assurée; elle fait des progrès rapides. M*** sort de l'hôpital, le 30 mai, en parfaite santé, avec l'autorisation cependant de vivre pendant un mois à la pension des sous-officiers, et de ne point faire de service pendant une dizaine de jours, en raison du peu de temps qu'il restait à l'hôpital pour assurer sa convalescence.

Cette hémoptysie était fort grave assurément; son issue pouvait être promptement funeste. Les saignées de bras, au moyen desquelles on tira plus de trois livres de sang; l'abstinence absolue, le repos, les boissons gommées et acidulées; les ventouses sèches ou scarifiées, appliquées au nombre de neuf sur la poitrine et entre les épaules; enfin les rubéfians sur les membres pelviens ont tous coopéré à l'efficacité du traitement. Chacun a produit les effets particuliers, et contribué au succès général.

Si l'application des ventouses scarifiées sur la poitrine, des sinapismes aux jambes et aux cuisses, fut suivie plus immédiatement des symptômes précurseurs de la guérison, c'est que le traitement antiphlogistique avait diminué suffisamment la congestion sanguine produit de l'irritation. Les ventouses eurent bien un résultat avantageux; mais il fut passager jusqu'au moment où une déplétion sanguine plus considérable rendit le poumon à ses fonctions.

Les observations ci-dessus prouvent que l'irritation, sous telle forme que ce soit, tel tissu qu'elle affecte, a été la cause déterminante des maladies qu'elles retracent. L'hôpital militaire de Calais m'en a offert un assez grand nombre, bien que ce soit un des petits hôpitaux de France. Mais j'en ai traité aussi parmi cent quatre-vingts employés, cent trente-sept femmes, et trois cent trente enfans de l'administration des douanes du contrôle de Calais dont je suis médecin. Ainsi je les ai observées sur des individus de tout âge et des deux sexes, dans un pays où elles sont fort communes à raison de sa froideur, de son humidité, à raison de ses variations brusques de température. J'ai toujours reconnu la même cause prochaine déterminant des effets différens.

Quant à la différence des maladies, à raison des pays, des saisons et même des années, elle est incontestable. Toutefois, il ne faut pas la confondre avec celle qui est l'effet de la thérapeutique appliquée à leur traitement. Ainsi, vous voyez bien moins de dysenteries épidémiques ou sporadiques, de prétendues fièvres putrides, malignes, etc.; beaucoup plus de gastrites, d'inflammations pulmonaires cérébrales, etc., qu'autrefois, parce que la médecine physiologique a fait subir, quoi qu'on en dise, de grands changemens à la pratique de l'art de guérir.

Vous pouvez enfin formuler ainsi un des principes fondamentaux de cette doctrine, l'une des grandes conséquences de la théorie de l'irritation:

le repos absolu ou relatif de tout organe souffrant est un des principaux moyens de guérison. Que vous en fassiez l'application à une fracture de membre, par rapport au mouvement; à une ophtalmie, par rapport à la vision; à une gastrite, par rapport à la digestion; à une pneumonie, par rapport à la déclamation, au chant; à l'encéphalite, par rapport au travail intellectuel, vous trouverez toujours à l'appuyer aussi sûrement. Et quand la justesse d'un principe est démontrée par la raison et l'expérience, quand il est d'une application sans exception, pour ainsi dire, ce principe est parfaitement vrai et fécond.

IMPRIMERIE DE LACHEVARDIERE, RUE DU COLOMBIER, N° 30.

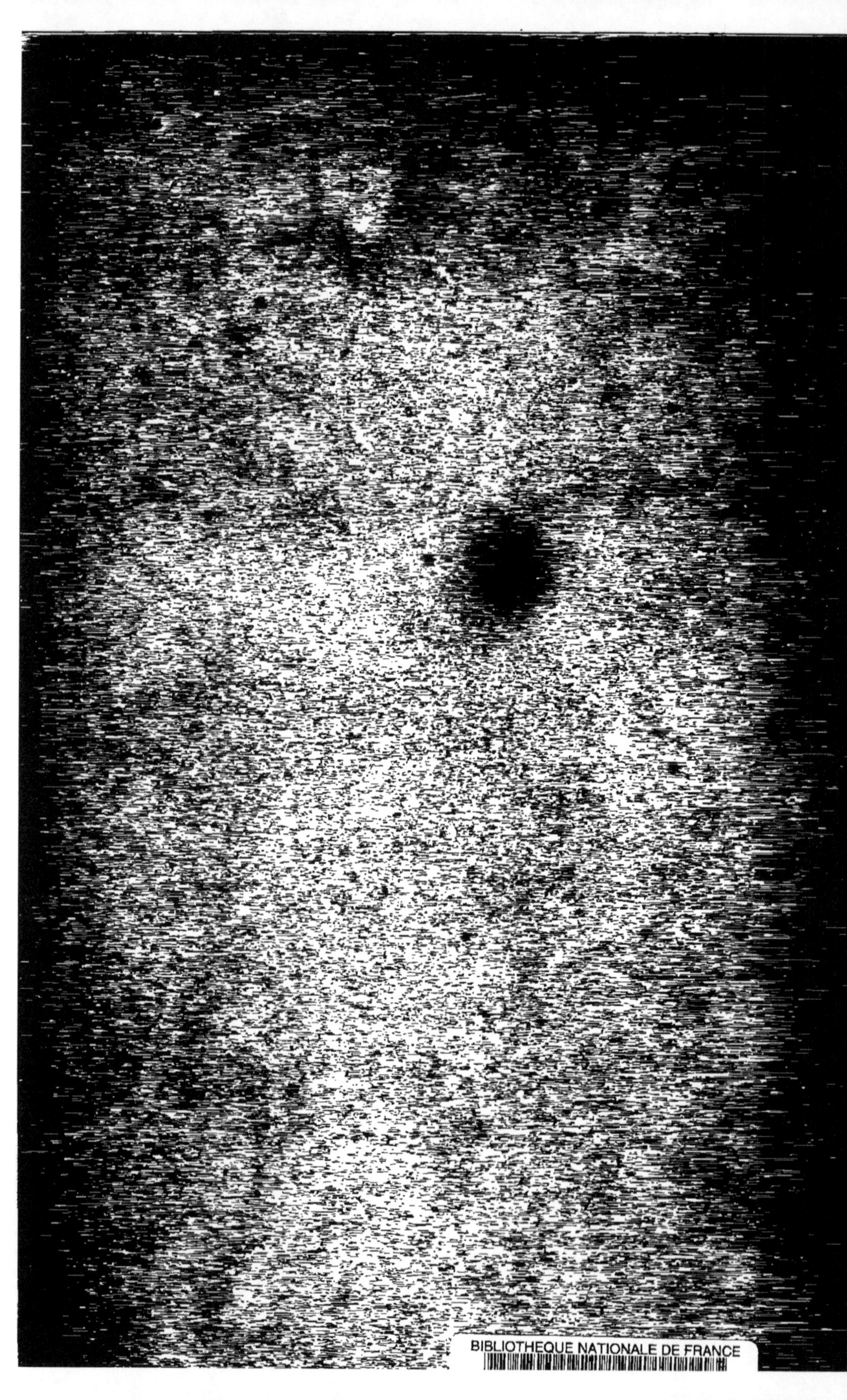
BIBLIOTHEQUE NATIONALE DE FRANCE

www.ingramcontent.com/pod-product-compliance
Ingram Content Group UK Ltd.
Pitfield, Milton Keynes, MK11 3LW, UK
UKHW020359250726
13967UKWH00005B/2365